20 PFUND

LEICHTER GEMACHT

Eine Frau geht ihren Weg

S. Verlag JG:
https://plus.google.com/+AnderslesenjgebooksDeJG

20 PFUND
LEICHTER GEMACHT
Eine Frau geht ihren Weg

Erika Schuhmann

© 2016 Erika Schuhmann

Illustration: S. Verlag JG

Verlag: S. Verlag JG, 35767 Breitscheid, Weilsteinstr. 3
1.Auflage

ISBN: 978-3-95745-490-4

Printed in Germany

INHALT:

Schlagworte für den Weg zur Abnahme:

Abnehmen auf anderer Art
-       Einkaufen fördert das Suchtverhalten
-       Essen kann zur Sucht werden
-       Ersatzbefriedigung suchen; zum Beispiel
        E-Books lesen als Ausgleich

Grundsätzliches

Kapitel 1

„Dieser dumme Junge", dachte ich und steckte den Chip in den Schlitz des Einkaufswagens. Jetzt war er bereits einundzwanzig und hatte überhaupt kein Gespür dafür, dass man mit Worten jemanden ganz schön verletzen konnte.

Mein Name ist Erika Schuhmann und ich spreche von meinem Sohn Kevin. Wir hatten heute Mittag am Tisch wieder mal das leidliche Thema Übergewicht diskutiert. Ich habe da gewisse Probleme, das kann ich ruhig zugeben.

Ich wiege 102 Kilogramm und bin 1,60 Meter groß. Jedenfalls hatte mein Sohn bezüglich spezieller Diäten und überhaupt generell, wie er meinte, von dem ganzen Gerede um die Gewichtsabnahme überhaupt kein Verständnis.

„Abnehmen fängt im Kopf an", hatte er gesagt.

„Wer abnehmen will, kann es auch. Oder noch besser, wer nicht zunehmen will, braucht es auch nicht."

Er hatte leicht reden, mit seinen einundzwanzig. Er setzte sich an den gedeckten Tisch und verließ ihn so auch wieder.

Aufdecken, abräumen macht ja die Mama. Und einkaufen. Er weiß überhaupt nicht, wie stressig es ist, zweimal die Woche die Lebensmittel herbeizuschaffen. Natürlich weiß ich, dass ich zu viele Pfunde auf den Rippen habe.

Wenn ich morgens im Bad vor den Spiegel stehe, sieht mich ein immer runder werdendes Gesicht an. Oberarme, Oberschenkel werden immer breiter.

Der Hüftspeck quillt munter vor sich hin.

Langsam schiebe ich den Einkaufswagen vor mich her, und ehe ich mich versehe, stehe ich schon wieder im Gang mit den Süßigkeiten. Mein Sohn hatte gewisse Vorstellungen, was zu Hause verfügbar sein müsse.

Also Gummibärchen, zwei nein drei Beutel; in den Wagen. Mein Mann isst ab und zu Spekulatius.

Schokoriegel für meine Tochter. Ach was, ich nehme mir für alle Fälle drei Beutel Lakritz Schnecken. Die Riesenerdbeeren sehen auch sehr gut aus. Also nochmals zwei Beutel davon in den Wagen.

Aber jetzt reicht es. Wenn ich es mir richtig überlege, für den morgigen Kaffeetisch benötige ich noch etwas Gebäck. Hm, die Plätzchen sehen aber gut aus. Da nehme ich doch gleich zwei Dosen.

Die mag bestimmt jeder in der Familie. Wurst, Käse, Fleisch, Suppen und eine Packung Äpfel. Acht Pizzen kann man je schließlich einfrieren und Eis, genau, Eis darf ich nicht vergessen.

Der Wagen ist schon wieder bis oben auf voll. An der Kasse steht bereits eine Schlange. Das kann dauern. Das Fruchtgummi-Konfekt hier neben mir sieht auch gut aus und ist im Angebot.

Die Tüten sind ziemlich klein. Ich nehme zum Probieren mal zwei Stück mit. Und die Schokoriegel hier, auch sehr billig. Gut, bei dieser Größe kann ich auch für jeden in der Familie zwei in den Wagen legen.

Das war es. Jetzt noch alles auf das Band legen. Beim Einräumen in das Auto gönne ich mir erst einmal ein Päckchen Gummibärchen.

Man, war das wieder eine Hetze. Genussvoll leere ich die Tüte und starte den Motor. Ich sollte mich jetzt eigentlich sputen, es war schon fast halb eins und ich musste noch den Kuchen und die Plätzchen vom Konditor hohlen.

Um Vierzehenuhr kamen meine Freundinnen zu Besuch. Zwei Flaschen Eierlikör und fünf Flaschen Rotwein musste ich ebenfalls noch besorgen.

Ich war ganz außer Atem, als ich endlich zuhause angekommen war. Als Belohnung gönnte ich mir ein Eis und legte mich im Wohnzimmer auf die Couch. Nur für ein paar Minuten.

Mein Rücken war dermaßen verspannt und ich spürte ein Reißen von der linken Seite am Bein hinunter bis in die große Zehe.

Transfettsäuren: In der menschlichen Ernährung sind sie besonders bei industriell produzierter Nahrung zu finden. Der Verzehr von Glycerin-Estern der Transfettsäuren erhöht den Gehalt von LDL-Cholesterin im Blut. Sie werden als Mitverursacher von koronaren Herzkrankheiten angesehen (Arteriosklerose, Herzinfarkt).

Hätte ich doch nicht das Magazin aufgeschlagen. Jetzt wurde ich nachdenklich und ging nochmals im Geiste meinen Einkauf durch. Mir wurde mit einem Mal angst und bange.

Seit zwei Wochen hatte ich starke Schulterschmerzen. Der Schmerz zog von dem rechten

Schulterblatt in die linke Halshälfte. Ich hatte das Gefühl, das mir der Hals regelrecht abbrechen würde.

Besonders nachts, wenn sich die Nackenmuskulatur entspannte, verstärkte sich der Schmerz.

Ich versuchte meinen Kopf mit dem Kissen in eine feste Lage zu bringen, versuchte es sogar mit einer Halskrause aber der Erfolg blieb aus. Dafür blieb ein beständiger, immer gleichbleibender Schmerz.

Ich hatte nächtelang nicht mehr richtig schlafen können. Der Orthopäde verschrieb mir 12 physiotherapeutische Anwendungen und um weitere 6 Anwendungen musste ich regelrecht betteln.

Bisher hatte sich noch kein spürbarer Erfolg eingestellt.

„Das sind die versteckten Transfette. Du bist einfach zu fett!"

Ich höre die Worte meines Sohns wie Donnerschläge durch meine Seele hallen.

Es tat verdammt weh, was er mir so einfach an den Kopf warf und es war noch schmerzhafter, dass er ja recht hatte!

Jetzt musste ich etwas ändern. Es war höchste Zeit! Leider schien mein Geist jedoch noch nicht wirklich bereit dazu zu sein.

Als meine zwei besten Freundinnen und ich uns an diesem Nachmittag trafen, waren es nicht der Kaffee und das Gebäck, welche auf dem Tisch standen, was mich beeindruckte.

Sylvie hatte tatsächlich ihr Versprechen wahr gemacht und acht verschiedene Likörsorten in einer dekorativen Art und Weise auf dem Tisch verteilt.

„Ich habe es euch versprochen."

Sie grinste Halma und mich an und setzte dabei einen Gesichtsausdruck auf, als hätte sie schon etwas davon getrunken.

„Das glaube ich jetzt nicht. Sylvie, das war doch nur eine blöde Schnapsidee gewesen. Du hast tatsächlich acht verschiedene Liköre gekauft. Glaube jetzt ja nicht, dass wir die heute Nachmittag wegputzen!"

Halma hatte natürlich recht, auch wenn jede Likörflasche lediglich einen Inhalt von 0,35 Liter hatte.

Wenn wir drei sie alle austranken, würden wir einen ziemlichen Schwips bekommen.

Nach den zwei Sahne-Schoko-Tortenstücken aß ich noch eine Schwarzwälder-Kirsch und gönnte mir auch zwei kleine Likörchen.

Als ich sah, wie sich meine beiden Freundinnen ebenfalls reichlich bedienten, kamen mir erste Zweifel, ob das gesund war, was wir hier jede Woche veranstalteten.

Mein Sohn musste mich abholen, da ich es zuletzt tatsächlich auf zehn Gläser Likör gebracht hatte.

Von den Flaschen waren noch zwei halb voll, der Rest leer.

Als ich mich endlich in die viel zu engen Sportsitze seines PKW geklemmt hatte, musste ich erst einmal lautstark Luft holen. Er schaute mich dabei nicht gerade freundlich an.

„Was ist? Was schaust du so? Einmal in der Woche muss man sich auch mal was Gutes gönnen. Außerdem bin ich nur etwas angeheitert!"

Wieso entschuldigte ich mich eigentlich bei ihm? Langsam beruhigte sich mein Atem endlich wieder.

„Weißt du überhaupt, wie viel Kalorien deine sogenannten „Likörschein" haben?"

Ich blickte ihn verwundert an. „Likör hat überhaupt keinen Fettgehalt. Wird schon nicht so viel sein. Außerdem sind meine Nackenschmerzen momentan fast ganz verschwunden. Das macht es zumindest wieder wett", entgegnete ich ihm.

Ich war jetzt ziemlich müde und wollte mich nicht noch auf eine Diskussion mit ihm einlassen.

Ich zog dann meist sowieso immer den kürzeren.

Als ich am nächsten Morgen aufwachte, stöhnte ich vor Schmerzen auf. Mein ganzer Nacken war steinhart und schmerzte schlimmer, als noch am Vortag.

Außerdem fühlte ich eine bleierne Müdigkeit in jeder Körperzelle. Mir war schon lange nicht mehr so elend gewesen.

Den Rest bekam ich an diesem Morgen, als ich mich wog. Irgendwie schien die Waage defekt zu sein.

Aber ich kannte ein Mittel, um die Gewichtszunahme nicht ganz so extrem erscheinen zu lassen; ich verlagerte das Körpergewicht auf mein linkes Bein.

Sofort verlor ich 300 Gramm. Das sah schon besser aus, außerdem stand ich ja immer noch mit dem ganzen Körper auf der Waage, also konnte man so nicht von Mogeln sprechen.

Der wirkliche Schock kam jedoch etwas später. Ich passte nicht mir in meine Lieblingsjeans.

Der Reisverschluss ging nicht mehr zu und riss tatsächlich nach mehreren Bemühungen, ihn zu schließen.

Unter einem Weinkrampf fiel ich zurück auf das Bett. Nur wenige Sekunden später stürmte mein Sohn in das Zimmer. „Alles gut? Ist was passiert? Kann ich dir helfen?"

Kapitel 2

Abnehmen fängt im Kopf an. Ein schöner Satz, einfach daher gesagt. Ich hatte mich endgültig entschlossen, abzunehmen.

Wirklich entschlossen, mit all den Konsequenzen, hatte ich mir jedenfalls vorgenommen.

Die Frage, die sich mir dann stellte, hatte sogar nichts mit den vielen guten Ratschlägen meiner Freundinnen zu tun: „Brauchte ich eine Vorbereitungszeit?"

Ich hatte bereits duzende von Reporttagen und Diätvorschlägen und Plänen in vielen Illustrierten gelesen.

Davon war aber nie die Rede. Sollte ich sofort damit beginnen? Ich hatte mir Folgendes vorgenommen: A) absolut keinen Alkohol mehr. B) Keine Süßigkeiten. C) drei Mahlzeiten pro Tag, zu regelmäßigen Zeiten. D) Viel Trinken.

Ich wusste, dass zumindest A und B mir sehr schwerfallen würden. Nicht, weil es an meinem Willen zum Abnehmen lag, nein, weil es sich bei A und B um Drogen handelte, also stark wirksame psychotrope Substanzen oder um Zubereitungen aus solchen, die eine schleichende Abhängigkeit verursachte, die nur schwer wieder rückgängig zu machen war.

Wer sich darüber noch nicht im Klaren ist, sollte es schnellstens werden, und genau hier beginnt bereits das Abnehmen.

Dass Alkohol abhängig machen kann, ist in der öffentlichen Wahrnehmung angekommen.

Das aber auch Genussmittel drogenähnliche Abhängigkeit verursachen können, ist anscheinend noch nicht wirklich in den Köpfen der Menschen angekommen. Auch Zucker in Übermengen und regelmäßig konsumiert, kann erheblich veränderte Bewusstseinszustände herbeiführen.

Ich wollte mich zum Auftakt wiegen und ging schon auf die Waage zu. Schließlich war das Ziel zunächst 20 Pfund abzunehmen.

Dann hielt ich inne. Wollte ich jetzt wirklich wissen, was ich zurzeit wiege? Wenn ich ehrlich bin, nein! Ich stand vor der Waage, wie die Maus vor der hungrigen Katze und konnte mich nicht mehr bewegen.

Ich hatte mich schon seit einigen Wochen nicht mehr gewogen. Dann kam mir spontan der Einfall.

Um so richtig abzunehmen und ebenfalls meine Psyche nicht zu belasten, ich wusste, ich neigte zum ,Umfallen', das heißt, ich gebe schnell auf, wollte ich es zunächst mit einer Vorbereitungszeit versuchen.

Ich gab mir dazu einen Zeitrahmen von 14 Tagen. Erst danach wollte ich mich wiegen.

In meinen Gedanken stellte ich mir meinen jetzigen Körper vor, der verseucht war mit vielen unnützen Kalorien.

Mich jetzt zu wiegen würde mir nicht nur meine Illusion nehmen, in zwei Monaten 20 Pfund abzunehmen, es würde sehr wahrscheinlich meinen inneren Schweinehund dazu veranlassen, dass er mich von der ganzen blöden Abnehmerei schon vor Beginn abbringen würde.

Hatte ich eben ‚blöde Abnehmerei' gesagt? Na, das fing ja schon gut an, aber es bestärkte mich in meinem Entschluss.

Ich fange mit einer Vorbereitungs- und Entschlackungszeit an. Erst danach starte ich mit dem wirklichen Abnehmen.

Ich würde mich in genau 14 Tagen das zweite Mal wiegen und dann wöchentlich meine Abnahmeerfolge messen.

Vorsichtig bewegte ich mich rückwärts von der Waage zurück. Nicht, dass ich doch noch auf den Einfall käme, mich zu wiegen.

Die ersten Abnahmeerfolge waren sowieso nur relativ, denn zunächst würde nur das eingelagerte Wasser weniger werden und das konnte sich schnell wieder ändern. Auch würde sich der Stuhlgang umstellen.

Der Körper bekam ja weniger Fette zugeführt, was dazu führte, dass er erst einmal zumachen würde.

Nein, es war schon richtig, die Vorbereitungszeit. In diesen zwei Wochen galt es zunächst, die sogenannten Genussmitteldrogen in den Griff zu bekommen.

Das wirkliche Abnehmen konnte danach viel entspannter angegangen werden. Zuerst kamen die Grundentschlackung des Körpers sowie die Eingewöhnungsphase meiner Psyche.

Für mich ebenfalls wichtig, war bewusst mitzuerleben, was jetzt genau mit und in mir vorging.

Ich hatte mir deshalb vorgenommen, ein kleines Tagebuch der Befindlichkeit zu erstellen.

Ich wollte mich dabei selbst erkunden und es sollte als Grundlage für spätere Anwendungen dienen.

Denn eines war sicher, ich würde nicht nach 20 Pfund aufhören wollen. Außerdem plante ich jetzt bereits die dazugehörige Erhaltungsphase, die direkt auf die Abnahmephase anschloss. Es war Sonntagabend und mein Abenteuer in mir selbst begann. Am Montagmorgen wog ich mich trotzdem:

Ausgangsgewicht: 99,4KG

„Abnehmen beginnt im Kopf, alles nur reine Willenssache", hatte wiederholt mein Sohn gesagt. Man könnte das Gehirn trainieren. Für mich bedeutete dies, ich musste mir eine Art „Feindbild des ungesunden Essens" aufbauen.

Gerade was Süßigkeiten anbetraf, begann ich mir ständig einzureden, dass es sich dabei um reines Gift handeln würde.

Mein Sohn meinte, nach einer gewissen Zeit würde sich der Appetit auf gesunde Kost automatisch einstellen. Ich war gespannt.

Es klang natürlich auch logisch, da es gerade die ungesunden Dinge waren, die sich auf der Waage bemerkbar machten.

Amerikanische Wissenschaftler hatten tatsächlich herausgefunden, dass sich das Gehirn durch gezieltes Training auf gesunde Ernährung umprogrammieren ließ.

Die Sucht nach Süßigkeiten, nach Zucker im Übermaß, verhinderte das Abnahmen.

Das war mir mittlerweile klar geworden. Es begann wie Schuppen von meinen Augen zu fallen.

Ich war süchtig im wahrsten Sinne des Wortes.

Der Suchtkranke kommt nicht mehr von seinem Zigarettenkonsum herunter, oftmals auch nicht vom Alkohol und heutzutage immer häufiger nicht mehr von bestimmten Lebensmitteln oder/und Lebensmittelmengen.

Im Grunde ist es doch so, ich esse lieber einen Eisbecher als einen Apfel. Ich setze mich noch nicht einmal der Wahl aus, sondern gehe gleich zum Eisbecher und das ist genau das Problem, das sich beim Abnehmen ergibt; das Gewicht steigt nicht nur, sondern auch das Risiko für allerhand Krankheiten.

Es handelt sich dabei um Krankheiten, die bereits so weit verbreitet sind, dass sich kaum noch jemand darüber aufregt, wenn sie sich schlussendlich einstellen: Bluthochdruck, hohe Cholesterinwerte, Diabetes, Durchblutungsstörungen und und und.

Ich muss gestehen, dass ich mir den Risiken schon immer bewusst war und auch heute noch bin. Trotzdem, wenn ich nur an die Plätzchen und die Schokoriegel denke, die ich jetzt auf meiner Zunge zergehen lassen könnte, setzen sämtliche Kontrollmechanismen in mir aus, man könnte auch sagen, ein Teil meines bewussten Willens verschwindet einfach.

Es ist wirklich wie eine Sucht, diese Lust auf Süßes oder Salziges, die mir das Abnehmen bisher unmöglich gemacht hat.

Ich darf überhaupt nicht daran denken, welche wohlige Zufriedenheit sich immer nach dem Schlemmen einstellte.

Mein Sohn zog mich diesbezüglich immer wieder auf und sprach davon, dass sich das Belohnungssystem meines Gehirns jetzt aktivierte.

„Und genau dieses gute Gefühl, das du nach dem Verzehr von Süßigkeiten hast, führt dazu, dass sich eine Art Sucht entwickelt und du dich einfach nicht mehr zurückhalten kannst, wenn du Lust nach Chips oder Schokolade bekommst."

Tatsächlich hatte ich noch ganz andere Bedürfnisse. Immer häufiger sah ich mich der Herausforderung gegenüberstehen, anstatt nur eine Praline zu essen, gleich die ganze Verpackung zu verputzen.

„Das hängt an dem unterschiedlich stark auftretenden Belohnungseffekt. Wenn ich mir dein Übergewicht so ansehe, dann reagiert dein Gehirn weniger sensible auf eine solche Belohnung, mit der Folge, dass du mehr ‚Stoff' benötigst, bis die Belohnung in Form des guten Gefühls bei dir eintrifft. Andere Menschen dagegen haben es eindeutig leichter, ihr Gehirn signalisiert bereits nach der ersten Praline eine gewisse Befriedigung!"

Ob mein Sohn damit recht hatte oder nicht, interessierte mich in diesem Augenblick wenig.

Ich fauchte ihn nur an, was ihm eigentlich einfiel, so mit mir zu reden.

Erst nach und nach wurde mir bewusst, dass er tatsächlich nicht ganz unrecht hatte. Ich war übergewichtig, hatte keine Taille mehr und meine Rückenmuskulatur schmerzte. Außerdem hatte ich seit einigen Wochen vermehrt Magenprobleme.

„Ernährung, Immunsystem und Darmflora sind in der Lage, deine Emotionen zu steuern. Es klingt schon irgendwie fantastisch, aber es ist durch wissenschaftliche Studien beweisen, dass der Darm direkt mit unserem Gefühlszentrum im Gehirn in Kontakt steht."

Ich schaute meinen Sohn etwas irritiert an. Wenn das wirklich so wäre und diesbezügliche konnte ich den Ausführungen meines Sohnes schon vertrauen, dann bestand wohl ein direkter Zusammenhang zwischen der falschen Ernährung, dem damit ausgelösten Suchtverhalten, das wiederum eine Interaktion zwischen Gehirn und Darm auslöste.

Letztendlich werden die natürlichen Instinkte unterdrückt und das Belohnungssystem im Gehirn zulasten der Gesundheit bestochen. Was für eine kaputte Welt!

Ich hatte bisher immer gedacht, dass alle Lebensmittel, die ich in den Supermärkten kaufen konnte, mehrfach von unabhängigen, staatlichen Einrichtungen getestet, geprüft und für unbedenklich zum Verzehr freigegeben worden waren.

Mein Sohn zeigte mir nun aber auf, dass dies nicht so ganz stimmte.

Jedes Lebensmittel für sich selbst konnte zwar einmalig ohne Gesundheitsschädigung gegessen werden, aber in der Gesamtheit und in Abhängigkeit der Menge bezogen auf einen bestimmten Zeitraum konnte jedes Genussmittel zu Gesundheitsschädigungen führen, jedenfalls zu Übergewicht.

Fördernd waren hierbei die vielen chemischen Zusatzstoffe. Ich fühlte mich mit einem Mal mehr als elend.

Kapitel 3

Wir sollten uns immer darüber klar sein, dass Übergewicht (außer bei krankhafter Fettleibigkeit) fast immer etwas damit zu tun hat, dass wir uns falsch ernähren.

Die industrielle Fertigung von Lebensmittel und Genussmittel hat schon seit Jahren damit begonnen, immer billiger und kostengünstiger zu produzieren.

Immer mehr natürliche Zutaten verschwinden aus den Rezepturen und werden durch billige Chemieanteile ersetzt.

Es wird nicht mehr gebacken und gekocht, sondern produziert. Bäckerei, Metzgerei, Konditorei verschwinden in Städten und Gemeinden und werden durch Supermarktketten und Discounter ersetzt.

Die industrielle Produktion von Lebensmittel läuft auf Hochtouren und nur noch der EBIT und das Shareholder-Value zählen, nicht mehr der Endverbraucher und seine Bedürfnisse.

Natürlich argumentiert die Industrie, dass man nur das verkaufen kann, was der Verbraucher auch will und der Trend geht eindeutig zu Billigprodukten und Massenware. Jeder Mensch muss grundsätzlich für sich selbst entscheiden, was er seinem Körper zumuten kann und darf.

Aber wir können und sollten uns vorher informieren, gerade weil wir uns nicht mehr auf die Bäcker und Metzger verlassen können, die früher noch ohne chemische Zusätze ihr Handwerk ausgeübt haben.

Gesunde Ernährung erreicht die Stärkung der körperlichen Abwehrkräfte, stabilisiert das Immunsystem, beugt einer Mangelernährung vor und verbessert damit die Lebensqualität.

Aber gesunde Ernährung ist nur dann wirklich gesund, wenn sie auch mit Freude, Genuss und guten Gewissens gegessen werden kann.

Das können wir aber nur haben, wenn so wenig wie möglich Geschmacksverstärker und sonstige chemische Inhaltsstoffe in den Lebensmitteln enthalten sind, die wir zu uns nehmen.

Ich hatte mir fest vorgenommen, meine Ernährung in den Griff zu bekommen. Zunächst galt es aber, Körperfette abzubauen, und zwar so unspektakulär wie möglich, aber auch so nachhaltig wie möglich.

Jeder Mensch benötigt pro Tag mindestens eine warme Mahlzeit! Ich hatte mir eigentlich überlegt, nur mit Rohkost abzunehmen.

Das Kochen zerstört die wichtigen Nährstoffe, die der Körper benötigte, wenn er weniger Fette und Kalorien zugeführt bekam. Für mich wichtig war auch, dass mein Körper während der nächsten Monate reichliche Ballaststoffe zugeführt bekam, um den Darm in Schwung zu halten und sich damit vor Krankheiten zu schützen.

Natürlich hatte ich Angst vor der Eintönigkeit der täglichen Mahlzeiten. Immer das Gleiche essen, ohne Abwechslung, würde ich das über Monate aushalten? Keine Kartoffeln, kein Reis oder Nudeln mehr. Auf Fleisch konnte ich schon eher verzichten.

Im Durchschnitt macht die warme Mahlzeit am Tag 30 Prozent der zugeführten Energie aus.

Ich wollte abnehmen, das heißt Körperenergie verbrennen, ohne viel Sport zu betreiben. Dafür hatte ich mir mittlerweile einen Zeitraum von einem halben Jahr gesetzt. Ich musste zusehen, mit einer ausgewogenen Ernährung abzunehmen.

Nur Rohkost würde bedeuteten, dass mein Körper zu wenig Eisen bekam, zudem würden Kalzium, Vitamin D und Vitamin B 12 fehlen, welche typischerweise überwiegend beim Verzehr tierischer Produkte aufgenommen werden.

Auch Magnesium, Zink und Jod würden nicht wirklich ausreichend verfügbar sein.

Die Folge könnte eine verstärkte Unruhe und Aggression bedeuten. Nein, das konnte ich meine Familie nicht antun. Ich blätterte wieder in meinem Tablet und suchte nach weiteren Informationen.

Vielleicht konnte ich warme Mahlzeiten und Rohkost miteinander kombinieren.

Weniger warm, mehr kalt! Meinem Körper war es vollkommen egal, welche Temperatur eine Mahlzeit hatte. Es kam nicht auf die Temperatur des Essens an, sondern vielmehr darauf, war ich zu mir nahm.

Mein Fazit: Rohkost und warme Mahlzeiten hatten jeweils ihr Gutes, also entschloss ich mich dazu, beides zu kombinieren.

Die Woche über nur kalt und an am Wochenende mittags jeweils eine warme Mahlzeit, wobei ich versuchen würde, so wenig wie möglich zu erhitzen und in wenig Wasser zu dünsten.

Weiterhin entschloss ich mich, Brot mit einem hohen Vollkornanteil mit einzubeziehen. Brot machte generell nicht dick, sondern nur der Belag.

Ich strich Schweinewurst und fettigen Käse vollkommen von meinem Speiseplan. Ab sofort gab es Flügelwurst und fettarmer Käse in dünnen Scheiben.

Außerdem wollte ich nur noch hochwertiges Vollkornbrot beim Bäcker kaufen.

Der Geschmack war hier viel intensiver und man benötigte weniger Belag, um es zu genießen.

Wichtig war auch die Information, dass die im Vollkorn enthaltenen Ballaststoffe im Magen aufquollen und so für ein Sättigungsgefühl sorgten.

Hierbei sind auch die oft geschmähten Kohlenhydrate wichtig. Sie sind beim Vollkorn nämlich langkettig, sättigen lange und versorgen die Nervenzellen mit Glukose. Ohne sie kommt es schneller zu Nervenflattern und Heißhunger.

Ich stellte mir folgenden Ernährungsplan zum Abnehmen zusammen:

Frühstück am Wochenende: 1 Körnerbrötchen + eine Scheibe Käse + etwas Butter;

Frühstück während der Woche: zwei Stück Vollkornbrot + eine Scheibe Käse + Margarine u. eine Banane;

Abendessen am Wochenende: eine Tasse warme Brühe, dazu zwei Stück Schwarzbrot mit je einer Ecke Schmierkäse bestrichen;

Mittagessen während der Woche: Zwei belegte Vollkornbrote mit Margarine und Geflügelwurst belegt + zwei Äpfel;

Mittagessen am Wochenende: warm, gedünstet, wenn Fleisch kein Schwein, viel Gemüse;

Als Getränk jeweils Tee.

Abendbrot: zwei Körnerbrötchen mit sechs Scheiben Hähnchenbrustfilet und zwei Scheiben Rind belegt;

Dazu ein viertel Liter Wein.

Obst als Ersatz für Süßigkeiten: Äpfel, Birnen, Weintrauben;

Täglich zwei Flaschen Wasser.

Als ich mir den Essensplan so anschaute, musste ich gestehen, ich hatte mir viel vorgenommen.

Insbesondere die wöchentlichen Treffen mit meinen beiden Freundinnen würden mir fehlen.

Aber halbe Dinge mache ich nicht. Wenn ich mich für etwas entschied, dann zog ich das Ding auch durch.

Kapitel 4

Körper und Geist sind eine Einheit oder sollten es zumindest sein. Das lateinische Zitat „mens sana in corpore sano" stammt aus einer Satire des römischen Dichters Juvenil und bedeutet „Ein gesunder Geist in einem gesunden Körper".

Vielerorts wurde dieses Zitat jedoch speziell von Sportvereinen und Fitnessstudios für eigene Zwecke missbraucht, denn Juvenil wollte damit nicht zu sportlichen Aktivitäten ermuntern, sondern prangerte vielmehr die menschliche Eigenart an, die Götter um weltliche Dinge wie Reichtum und Macht zu bitten, anstatt für einen gesunden Geist und einen gesunden Körper zu beten.

Dies war und ist überhaupt das eigentliche Problem, nämlich die fehlende Verbindung zwischen dem menschlichen Geist und seinem Körper.

Ich hatte tatsächlich aufgehört, mich zu fühlen. Ich funktionierte nur noch innerhalb der Familie und zerstreute und unterdrückte meine wirklichen Bedürfnisse durch eine Art Ersatzbefriedigung, nämlich Essen.

Das Belohnungszentrum in meinem Geist freute sich. Mein Körperumfang dagegen wurde größer und größer.

In einer Zeitschrift fand ich sogar noch die Bestätigung, die die Alibifunktion für mich übernahm: „Der Weg zu einem glücklichen Leben führt niemals über Äußerlichkeiten."

Für mich bedeutete das, es war egal, wie viel ich wog und wie unförmig mein Köper noch wurde, Hauptsache ich fühlte mich gut und war glücklich.

Aber war ich das wirklich oder wurde mir dieses Gefühl lediglich als eine Art Überlebensimpuls vorgegaukelt?

Ich hatte ständig Rückenschmerzen, kam allzu oft aus der Puste und die viel zu engen Kleider kniffen und drückten ständig irgendwo.

Nein, wirklich zufrieden war ich nicht. Tatsächlich musste ich mir eingestehen, überhaupt kein Verhältnis mehr zu meinem Körper zu haben.

„Der Seele geht es dann gut, wenn sie sich in ihrem Zuhause, ihrem Tempel, dem Körper wohlfühlt", hieß es.

Was aber, wenn man diesen Tempel überhaupt nicht mehr wahrnimmt?

Alles beginnt dort, wo die Ernährung zu einer Ersatzbefriedigung pervertiert wird. Ich denke jeder hat es bereits schon einmal getan.

Ich fühle mich traurig, niedergeschlagen, frustriert oder einfach gelangweilt und greife zu, nehme mir eine Tüte Chips, eine Tafel Schokolade, einen Nussnugat Riegel.

Natürlich habe ich keinen wirklichen Hunger. In erster Linie geht es ja auch darum, meine Stimmung zu beeinflussen und nicht den knurrenden Magen zu stillen.

Unser Tun erfolgt meist völlig unbewusst und dieses Essverhalten hat sich im Laufe der Jahre dermaßen verselbstständigt, dass wir überhaupt nicht mehr darüber nachdenken, warum wir zum Essen greifen.

Der Wunsch nach Geborgenheit mit Süßigkeiten, oftmals als Unterstützung beim Relaxen am Fernseher, wird von uns als ein falsches Körpersignal interpretiert.

Die Natur hat es so eingerichtet, dass wir die Nahrungseinnahme auch über die Sinne erfahren und dies ist bis zu einem gewissen Grad damit auch ein ganz natürlicher Prozess.

Essen soll nicht nur satt machen, sondern auch Genuss bereiten.

Leider gerät in der heutigen Gesellschaftsstruktur unser Essverhalten zunehmend außer Kontrolle.

Prüfen Sie selbst, inwieweit Sie bereits in diesen Teufelskreis geraden sind und es bisher noch nicht wirklich bemerkt haben oder es vielleicht lediglich erahnen.

Sollten Sie mehr als 2 der unten aufgeführten Fragen mit „Ja" beantworten (seien Sie ehrlich zu sich selbst), dann sollten Sie dringend etwas unternehmen.

1. Greifen Sie zu Süßigkeiten oder Alkohol, wenn Sie gelangweilt, emotional bedrückt, traurig oder niedergeschlagen sind?

2. Belohnen Sie sich mit Essen nach einem stressreichen Tag oder nach einem unerwarteten Erfolg?

3. Beachten Sie bei der Auswahl Ihrer Lebensmittel, was Genuss bereitet, ohne Rücksicht auf gesundheitliche Aspekte?

4. Essen Sie gerne Süßigkeiten allein und/oder heimlich?

5. Verstecken Sie Lebensmittelverpackungen, damit andere nicht bemerken, was und wie viel Sie gegessen haben?

6. Gibt es Genussmittel, ohne die Sie nicht länger als 2 Tage auskommen können?

7. Haben Sie nach dem Essen oft Schuldgedanken oder schämen Sie sich manchmal dafür, wie viel Sie gegessen haben?

8. Fällt es Ihnen schwer mit dem Essen aufzuhören und/oder können Sie erst aufhören, wenn der Bauch spannt oder Ihnen schlecht ist?

9. Wurden Sie in Ihrer Kindheit mit Ernährung als Trost-, Belohnungs- oder Druckmittel beeinflusst?

10. Beschäftigen Sie sich einen Großteil Ihrer Zeit mit Essen, Einkaufen oder Planen von Mahlzeiten?

11. Benutzen Sie vermehrt Appetitzüglern oder Abführmitteln?

Keine Angst, es ist noch nicht zu spät.

Meine Großmutter pflegte immer zu sagen: „Man muss den Teufel mit dem Beelzebub austreiben."

Ich habe es an mir selbst ausprobiert und es funktioniert. Ich habe mir einen Ersatz zur Ersatzbefriedigung geschaffen. Anstatt mich weiter mit allerlei Süßigkeiten vollzustopfen und ein Likör nach dem anderen zu trinken, habe ich mir ein Hobby zugelegt; ich habe angefangen, E-Books zu lesen.

Das ganze Internet ist voll davon und Tausende sind sogar kostenlos.

Vor allem die Cover haben es mir angetan und ich muss mir selbst gestehen, dass es mir Spaß macht, diese zu sammeln. Natürlich müssen es nicht unbedingt E-Books sein.

Stricken, Häkeln oder selbst das immer belächelte Briefmarkensammeln kann die Möglichkeit sein, um einen Ersatz zum unkontrollierten Essen zu schaffen.

Damit ist der Grundstein zu einem beständigen Abnahmeerfolg geschaffen. Körper und Geist sind bereit, in medias res zu gehen, das heißt, das Abnehmen gemeinsam zügig anzugehen.

Kapitel 5

Ausgangsgewicht: 99,4 KG

1. Woche:
Normalerweise trinke ich am Wochenende abends beim Fernsehen ein Viertel Wein. Heute das erste Mal seit Langem nicht. Ich hatte keine Probleme damit, oder sagen wir es anders, ich fühlte tatsächlich kein Verlangen danach. Nun, vielleicht wirkte das ‚Umdenken' bereits, denn auch die Spekulatius und das Päckchen Lebkuchen blieben unangetastet im Schrank. Am Montagmorgen fiel mir das Aufstehen tatsächlich etwas leichter.
Zwischengewicht: 97,9 KG

2. Woche: Erstaunlich, dass ich mit so wenig Maßnahmen bereits 1,5 KG Gewichtsverlust verzeichnen konnte. „Das ist bloß Wasser", ließ mich mein Sohn wissen. „Das ist normal!" Für mich war es ein unerwarteter Erfolg, den ich aber nicht zu verantworten hatte. Außerdem befand ich mich ja noch überhaupt nicht in der Abnehm-Phase, sondern lediglich in der mir selbst auferlegten Vorbereitungszeit. In Woche zwei verzichtete ich völlig auf Süßigkeiten, aß aber sonst normal, wie immer. Insbesondere reduzierte ich auch nicht meinen Weinkonsum. Am Ende wog ich tatsächlich nochmals 1,4 KG weniger.

Zwischengewicht: 96,5 KG Ende der Vorbereitungszeit.

„Wie fühlest du dich jetzt?" Ich verstand die Frage meines Sohnes zunächst nicht wirklich.

Wie sollte ich mich denn fühlen? Erst langsam wurde mir bewusst, dass ich meinen Körper wieder positiv spürte.

Die Rückenschmerzen waren fast verschwunden. Ich fühlte eine wachsende, körperliche Ausdauer, die ich so von früher überhaupt nicht kannte.

Die immer vorhandene Müdigkeit war verschwunden und ich begann mich tatsächlich wie neugeboren zu fühlen.

Ich begann ein neues Verhältnis zu meinem Körper aufzubauen. Ich wollte, dass er sich gut anfühlte.

Ich sah mich wieder gerne im Spiegel und probierte neue Kleidung an. Ich begann ihn liebevoll von innen zu betrachten und akzeptierte jede noch so kleine Falte in meinem Gesicht als Zeichen meiner Gesundheit.

Erst jetzt fühlte ich keine Scham ihm gegenüber mehr, sondern betrachtete uns beide als eine Einheit.

Beginn des Abnehmens.

1. Woche: 96,4 KG: Bloß 100 g abgenommen. Ich fühle mich regelrecht betrogen. Der Anfangserfolg der Vorbereitungswochen schien sich nicht fortzusetzen.
2. Woche: 95,2 KG: 1,2 KG Abnahme in einer Woche, so müsste es weitergehen.
3. Woche: 95,1 KG
4. Woche: 94,2 KG
5. Woche: 93,9 KG
6. Woche: 93,8 KG
7. Woche: 93,4 KG
8. Woche: 92,9 KG: Mein Sohn sagt, dass nur der wirklich umkämpfte Erfolg auch von Dauer sei.
9. Woche: 92,7 KG: Ich kann mich wieder bücken, ohne nach Luft zu schnappen.

Die Schulderschmerzen sind jetzt nach 3 Monaten gänzlich verschwunden; die vielen Anwendungen der Physiotherapie haben nicht geholfen und ich musste immer wieder beim Orthopäden betteln um nochmals weiter 6 weitere zu bekommen und jetzt das.

10. Woche: 91,8 KG
11. Woche: 91,5 KG:

      Körperliche Anstrengung durch Gartenarbeit

12. Woche: 92,4 KG: Was für eine Entmutigung. Ich dachte eigentlich, durch die schweißtreibende Gartenarbeit hätte ich nochmals etwas mehr abgenommen, und jetzt das. Ich musste zweimal auf die Waage blicken und trotzdem verstand ich es nicht. Ich hatte nicht abgenommen, sondern tatsächlich fast 1 KG zugenommen.

13. Woche: 91,5 KG: Nach einer Woche Bangen und wenig Bewegung hatte ich das Gewicht von Woche 11 wieder erreicht.

14. Woche: 90,1 KG:
Der Garten sah immer noch aus, wie Graut und Rüben. Notgedrungen und mit einem schlechten Gewissen begann ich wieder mit den Gartenarbeiten.

15. Woche: 90,6 KG: Na toll, wieder zugenommen, wenn auch nur ein halbes Kilo. Jetzt hatte ich aber fast keine Lust mehr. Wieso nahmen die Leute im Fernsehen immer ab, wenn sie sich körperlich betätigten? Heute gibt es ein saftiges Steak, mit Kroketten, tierische Fette hin oder her.

16. Woche: 90,4 KG: Ganze 200 Gramm abgenommen; na ja, ich dachte schon, ich hätte wieder zugenommen, jedenfalls war die Ernährung in der letzten Woche mehr als ungesund gewesen.

17. Woche: 90,4 KG: Eine Nullrunde, auch gut!
Seit 2 Tagen habe ich keinen Stuhlgang mehr.
18. Woche: 90,1 KG: 300 Gramm weniger. Mühsam ernährt dich das Eichhörnchen. Ich gönnte mir am Wochenende 1 Flasche Rotwein.
19. Woche: 90,5 KG: 400 Gramm Zunahme für eine Flasche Rotwein; das ist wirklich gemein. Ich nehme meine ganze nach 19 Wochen verbliebene Kraft zusammen und halte mich an den ursprünglich abgestimmten Ernährungsplan. Ich hatte mittlerweile aber schon alle Hoffnung aufgegeben.
20. Woche: 88,9 KG: Wow, die letzte Woche hat es aber in sich gehabt. Satte Gewichtsabnahme von 1,6 KG! Ich würde sagen: „Ziel erreicht!"

In zwanzig Wochen, ohne die beiden Vorbereitungswochen mitgezählt, habe ich genau 21 Pfund (10,5 Kg) abgenommen und das ohne Sport oder spezielle körperliche Ertüchtigungen zu betreiben.

Was wäre passiert, wenn ich mich zusätzlich noch sportlich betätigte hätte?

Zunächst wollte ich mich ja gerade nicht anstrengen, keine schweißtreibenden Verengungen machen oder in eine Muckibude gehen und trotzdem abnehmen. Das ist mir nur durch die Ernährungsumstellung gelungen. Ein voller Erfolg. Ich fühlte mich so gut, wie schon lange nicht mehr.

Dabei habe ich in den letzten Wochen eine zusätzliche Erfahrung machen können.

Durch die körperliche Arbeit im Garten hatte ich zunächst wieder zugenommen. Mein Stoffwechsel hatte sich stark verlangsamt und ich hatte keinen regelmäßigen Stuhlgang mehr gehabt.

Als ich dann jedoch meine Ernährung der körperlichen Anstrengung anpasste und mehr tierische Fette und Kohlenhydrate zu mir nahm, konnte ich beobachten, dass die Pfunde anfingen, verstärkt zu purzeln.

Dies führte sogar zu einer Gewichtsabnahme in der letzten Woche von sage und schreibe 1,6 Kg. Ich hatte jetzt tatsächlich Blut geleckt. Als Nächstes nahm ich mir eine weitere Gewichtsreduzierung um 10 Pfund vor.

Diesmal wollte ich aber auch kräftig mit sportlichen Aktivitäten nachhelfen.

Als Hintergedanke hatte ich natürlich die Vorstellung, dass ich mich dann auch weiterhin ganz normal ernähren konnte und sogar wieder mehr tierische Fette zu mir nehmen konnte.

Lediglich den ungesunden Süßigkeiten hatte ich ein für alle Mal abgeschworen.

Dafür würde ich mir ab und an einen Besuch in der Konditorei gönnen.

Ich hatte mir in den letzten Wochen wirklich viele Gedanken gemacht.

Wir Deutschen geben im Vergleich zu anderen Ländern extrem wenig für Lebensmittel aus, etwa zehn Prozent unseres Einkommens.

Wir sprechen nicht darüber, ob dieses oder jenes Brot besser ist, sondern ob es günstiger ist.

Der Discounter bringt uns bei, wie man spart, nur dass gerade die Ernährung hier der absolut falsche Ort zum Sparen ist.

Es wird uns schon als Kind beigebracht, immer schön alles aufzuessen, selbst wenn wir satt sind und es uns nicht mehr schmeckt.

Das ‚Aufessen' wird zur Wertschätzung des Essens, und nicht das bewusste Einkaufen.

Ich dachte bisher, ich wäre gut informiert, wenn es um die Ernährung ging.

Leider habe ich erst in meinen Abnahme-Wochen so richtig verstanden, dass die Hauptinformationsquelle aus der Werbung bestand. Werbung will jedoch verkaufen und hier zählt nicht die Qualität des Produktes oder seine gesundheitlichen Aspekte.

Natürlich wächst auch das Fachwissen über gesunde Ernährung.

In fast jeder Zeitschrift und im Internet wimmelt es nur so von Artikeln und Berichten darüber und diese Informationen werden dann zu Stressfaktoren, weil sie eben so extrem im Gegensatz zu der allgegenwärtigen Werbung stehen, die teilweise genau das Gegenteil behauptet.

Schlussendlich wissen wir genau, wie man Kalorien spart und was Kohlenhydrate sind. Leider haben wir durch diese Kontoverse aber verlernt, uns danach zu richten.

Auch erleiden wir gleichzeitig einen zunehmenden Wissensverlust, was Qualität und Lagerung angeht. Wir kaufen Fleisch lieber fertig geschnetzelt und verpackt, als im Ganzen beim Metzger.

„Weniger ist mehr", hat mir mein Sohn zu verstehen gegeben und er hat recht.

Genuss ist ein Lernprozess. Wir haben tatsächlich verlernt, wirklich genussvoll zu essen.

Wir stopfen uns die Schokolade schnell hinein und hoffen dabei, dass die ‚Verführung' damit schnell verschwindet und damit bleibt aber auch der wirkliche Genuss auf der Strecke.

Wenn ich eines in den Wochen meiner bewussten Gewichtsreduzierung gelernt hatte, dann war es die Fähigkeit, wieder auf den Genuss des Essens zu achten.

Jeder Bissen, den ich in meinen Mund nahm, begann ich, besonders intensiv zu schmecken, langsam zu kauen und damit den Geschmacksnerven genug Zeit zu lassen, aktiv zu werden.

Nicht nur ein kleines Stück Schokolade bekam damit eine völlig neue Bedeutung, sondern ebenso jede einzelne Karotte oder das Schnitzel ohne Paniermehl wurde dann zu einem Genuss, und das sogar ganz ohne Geschmacksverstärker.

Kapitel 6

Nicht das Übergewicht ist mein Grundproblem, sondern die falsche Ernährung. Immer mehr Menschen leiden unter ihrem Übergewicht.

Offenbar scheint die übliche Ernährung doch nicht ideal für den Menschen zu sein, jedenfalls können viele damit nicht umgehen.

Man versucht dann über die Umwege einer Diät wieder auf sein Idealgewicht zurückzufinden. Anstatt von vornherein auf gesunde Ernährung zu achten, begibt man sich in die Fänge von Diätformen wie metabolische Diät, Glyx-Diät, Blutgruppendiät, die ayurvedische Ernährungsweise, die Trennkost, die Ernährung nach den fünf Elementen, die vegane Ernährung und so weiter und so fort. Dabei ist es doch im Grunde so einfach. Bei einer gesunden Ernährung, ohne Gewichtszunahme, führt man dem Organismus das zu, was er benötigt, nicht mehr aber auch nicht weniger.

Die einzig problematische Frage ist hier, was benötigt er den? Die Antwort ist ebenso banal wie einfach zu verstehen, er benötigt keine industriell hergestellten Lebensmittel.

Tiere wissen instinktiv, was gesunde Ernährung ist. Jedes Tier bleibt der natürlichen Nahrung seiner Art treu.

Es ernährt sich seiner Art und seiner Veranlagung entsprechend, ohne dass es dabei zunimmt, es sei denn, der Mensch greift ein. Es gibt weder übergewichtige Löwen noch Füchse mit kariösem Gebiss. Auch wurden noch keine Eichhörnchen mit Heuschnupfen gesehen.

Gegen einen gemütlichen Fernsehabend mit Kartoffelchips und Rotwein kann man doch wirklich nichts sagen. Beide Nahrungsmittel sind schließlich naturbelassen, oder?

Kartoffelchips aus dem Supermarkt sind industriell hergestellte Billigprodukte. Kartoffelpulver wird in Scheibenform gepresst mit billigem Fett frittiert, mit Farbstoffen „verschönert" und mit Geschmacksverstärkern versetzt.

Sie gehören mitnichten zu einer gesunden Ernährung und sind wahre Kalorienbomben.

Nehmen Sie sich Zeit, kaufen Sie biologisch angebaute Kartoffeln. Schneiden Sie die Kartoffeln in Scheiben, lassen Sie sie bei niedrigen Temperaturen selbst trocknen und beträufeln Sie die Scheiben mit hochwertigem Pflanzenöl. Würzen Sie mit Kristallsalz, Paprikapulver und Kräutern.

Ich trinke gerne ab und zu und meistens am Wochenende eine gute Flasche Wein.

Ja gut, ich bin ehrlich, es werden meistens zwei.

Alkohol begünstigt einen größeren Taillenumfang, hatte ich gehört und ich konnte dieses an mir leider auch voll und ganz bestätigen.

Außerdem wirkt er appetitanregend und enthemmend. Ich wusste aus einer Informationsbroschüre, dass der Kaloriengehalt von Wein und Sekt mit dem Alkoholgehalt und der Süße stieg.

Süßweine, wie Dessertweine, Marsala, Sherry und Wermut sind Weine mit einem relativ hohen Zuckergehalt und entsprechend hoch ist auch der Kaloriengehalt. Trockene Weine sind Kalorienarmer als halbtrockene und liebliche Weine.

Wenn man beim Essen Wein trank, sollte man generell vorsichtig sein, denn Alkohol wirkt grundsätzlich appetitanregend.

Es bestand also die Gefahr, dass man so mehr aß, als man wirklich benötigte. Alkohol wird im Körper als Erstes abgebaut. Er verursacht einen veränderten Hormonspiegel und beeinflusst den Fettstoffwechsel und damit die Verteilung von Fett am Körper.

Das kann zu einer stärkeren Taille im Verhältnis zur Hüfte führen. Alkohol an sich erhöht auch das Risiko für bestimmte Krebsarten, insbesondere durch Fettablagerungen im Oberbauch.

Aber nicht nur der Alkohol macht abgängig und ist ein Garant von Gewichtszunahme. Wir sollten uns im Klaren sein, dass wir alle sogenannte Zucker-Junkies sind.

Bereits im Babyalter werden wir zum Süchtigen gemacht. Zucker gilt immer noch als harmloses Lebensmittel. Gesüßter Tee, gesüßte Babynahrung trainieren den Geschmackssinn frühzeitig auf Zucker.

Da der Geschmackssinn von Babys sich noch in der Entwicklung befindet, wird bereits von Geburt an die Reizschwelle künstlich in die Höhe geschraubt.

Dies bedeutet nicht mehr oder weniger, dass wir Erwachsene bereits voll ausgebildete Süchtige sind.

Der Lebensmittelindustrie forciert das Suchtverlangen überdies noch durch einschlägige Werbung, da sie natürlich immer mehr Zuckerprodukte verkaufen will.

Es kümmert sie wenig, wenn wir dabei kugelrund und krank werden.

In den USA wird bereits täglich davon der doppelte Tagesbedarf eines normal aktiven Erwachsenen produziert.

Hinter dieser kalorienreichen Nahrung steht nicht das Fett an erster Stelle, sondern Zucker.

Die Verpackung weißt sogar „Fettarm" aus und man denkt, es wäre ein kalorienarmes Produkt; weit gefehlt. Zucker als billiger Rohstoff sorgt für hohe Gewinne und macht in Lichtgeschwindigkeit Dick. Zuckerhaltige Lebensmittel verursachen kein Sättigkeitsgefühl oder zumindest erst sehr spät.

Kapitel 7

Übergewicht ist das grundsätzliche Problem (Ausnahme: erbbedingte Faktoren) einer falschen Ernährung.

Die Industrie forciert durch immer mehr und billigere Lebensmittel und Genussmittel den zunehmenden Bedarf und der Mensch gerät immer stärker in die Abhängigkeit seiner eigenen Biochemie.

Der eigentliche Wille wird mehr und mehr durch das Belohnungssystem des Gehirns in Zusammenarbeit mit dem Darm ausgeschaltet. So wird unbewusst die Ernährung zur Sucht mit der Folge, dass es diesbezüglich keine freie Willensentscheidung mehr gibt.

Die Industrie forciert dieses Verhalten, indem sie immer billiger produziert und immer mehr chemische Zusätze in Lebensmittel verwendet.

Es gilt nur noch der Cross Profit. Man fühlt sich nicht mehr dem Konsumenten gegenüber verantwortlich, sondern nur noch dem Shareholder-Value verpflichtet.

Der Sinn von Ernährung liegt nicht allein darin, unter Zunahme einer beliebigen Menge ‚Essen‘ möglichst schnell satt zu werden, sondern gesund, fröhlich und vital zu bleiben. Frische, unverfälschte Lebensmittel sind die Grundlage für eine ausgewogene Ernährung auch in Hinblick auf Vitalität und Körpergewicht.

Man sollte sich nicht mit den falschen Verlockungen der Supermärkte zufriedengeben und schon überhaupt nicht die mit Chemie verseuchten oder fast nur aus chemischen Zusammensetzungen bestehenden Süßigkeiten der Discounter konsumieren.

Der wirkliche Genuss, den man sich ersehnt, wird nur erreicht, durch bewusstes Essen kleiner Portionen.

Glaube nicht der Werbung, sondern mache dir deine eigenen Gedanken. Bedenke, dass sogar offizielle Ratgeber nicht selten unter dem Einfluss der Industrie stehen und diese sorgen sich weniger um das Wohlergehen des Verbrauchers.

Eine Gewichtsreduzierung ist ohne große Anstrengung bereits durch eine bewusste Ernährung möglich.

Gesunde Ernährung ist der halbe Weg zu einem kontrollierten Gewicht. Im Folgenden nochmals ein paar wichtige Informationen auf dem Weg zum Erfolg:

Vollkorn

Vollkornprodukte (Vollkornbrot, -reis, -nudeln) bestehen zwar hauptsächlich aus Kohlenhydraten, ziehen aber eine geringere Insulinausschüttung nach sich und machen damit länger satt. Außerdem sind die im vollen Korn enthaltenen Ballaststoffe und Vitamine eine wichtige Grundlage für die Gesunde Ernährung.

Eiweißhaltige Nahrungsmittel

Die Fetteinlagerung wird durch kohlenhydrat-reiche Mahlzeiten gefördert, besonders vor dem zu Bett gehen. Sie lässt den Blutzuckerspiegel und den Insulinspiegel ansteigen und fördert so die Fetteinlagerung. Lieber eiweißhaltige Kost, wie Eier und Fisch konsumieren, sie wirkt gegen Heißhungerattacken und kurbeln dazu noch en Fettstoffwechsel an, was ebenfalls den Abbau von Muskelmasse verhindert.

Helles Fleisch

Muss es unbedingt Fleisch sein? Wenn ja, dann bitte nicht jeden Tag und so wenig wie möglich rotes Fleisch. Studien der Weltgesundheitsorgani-sation haben gezeigt, dass viel rotes Fleisch das Risiko für Herz-Kreislauf-Erkrankungen, sowie für Darm- und möglicherweise Bauchspeicheldrü-sen- und Prostatakrebs erhöht.

Stressfreier Genuss

Schnell mal nebenher ein Sandwich oder was Süßes; Fast Food oder ein Schokoladenriegel! Das muss und darf nicht sein. Es ist weder wirklich befriedigend noch schmeckt es. Außerdem kann es auf den Magen schlagen. Auch isst man so deutlich mehr, als man eigentlich sollte. Nicht nur für die Figur ist es sinnvoller, in Ruhe und mit Genuss zu essen, sondern es steigert auch das gesamte Lebensgefühl.

Essen ohne Heißhunger

Wenn man sich für die täglichen Mahlzeiten nicht die Zeit nimmt, kommt es nicht nur dazu, dass man in kurzer Zeit viel zu viel isst, sondern es kommt im Laufe des Tages ebenfalls dazu, dass sich der Heißhunger einstellt. Hier ist besonders wichtig, dass man regelmäßig wiederkehrende Essenszeiten einplant und diese auch wahrnimmt. Der Körper wird dann regelmäßig mit Energie versorgt und der Heißhunger kann somit gar nicht erst entstehen.

So wenig wie möglich Zusatzstoffe

Es ist nicht einfach Lebensmittel zu finden, die keine Zusatzstoffe enthalten, besondern in den Discountern und Supermärkten. Hier sollte man wirklich nicht auf den Preis schauen und immer das Billigste kaufen. Zusatzstoffe sind jedoch für eine gesunde Ernährung absolut nicht notwendig. Sie können sogar schädlich sein. Besser ist es, mit frischen Zutaten zu kochen.

Ernähren Sie sich gesund durch bewusste und überlegte Auswahl der Nahrungsmittel.

Bedenken Sie, schnell erreichte Abnahmeerfolge sind nur von kurzer Dauer. Eine beständige und dauerhafte Gewichtsreduzierung erreichen Sie nur durch kleine,nachhaltige Schritte.

Ich wünsche Ihnen viel Erfolg dabei.

Ihre Erika Schuhmann